INDICATIONS & CONTRE-INDICATIONS

DES

EAUX DE SALIES-DE-BEARN

PAR

M. le Dr FOIX,

Ancien interne et lauréat des hôpitaux de Paris,
Lauréat de la Faculté de médecine de Paris,
(1er prix de l'Ecole pratique 1870),

PARIS
LIBRAIRIE MEDICALE O. BERTHIER
104, BOULEVARD SAINT-GERMAIN

1883

INDICATIONS & CONTRE-INDICATIONS

DES

EAUX DE SALIES-DE-BEARN

PAR

M. le Dr FOIX,

Ancien interne et lauréat des hôpitaux de Paris,
Lauréat de la Faculté de médecine de Paris,
(1er prix de l'Ecole pratique 1870),

PARIS
LIBRAIRIE MEDICALE O. BERTHIER
104, BOULEVARD SAINT-GERMAIN

1883

INDICATIONS ET CONTRE-INDICATIONS

DES

EAUX DE SALIES-DE-BÉARN

J'ai établi, dans mon étude médicale sur les Eaux de Salies-de-Béarn (Pau, 1878) que la Source du Bayaa était, sans contredit, la reine des eaux chlorurées-sodiques bromo-iodurées froides.

C'est ce qui résulte de l'analyse et du tableau comparatif suivant que je crois devoir reproduire.

Analyse de l'eau naturelle de la Source, par M. le docteur Garrigou,

Par litre	
Chlorures de sodium	229.254
— de potassium	0.354
— de calcium	6.495
— de magnésium	6.792
— de lithine	traces.
Sulfate de soude	9.095
— de potasse	0.212
— de chaux	0.797
— de magnésie	3.750
— de lithine	traces.
Bromure de magnésium	0.473
Iodure de sodium	0.053
Alumine de fer	0.460
Silicate de soude	0.254
Carbonate de soude	traces.
Matières organiques	non dosée.
Total	257.988

Richesse minérale comparative des principales sources

NOMS DES SOURCES.	QUANTITÉ de sel renfermée dans un litre d'eau.	QUANTITÉ de sel renfermée dans un litre d'eaux-mères.	AUTEURS DES ANALYSES.
Salies-de-Béarn	257 gr. 988	487 gr. 293	Garrigou.
Mont Morot (Lons-le-Saulnier)	» »	370 600	Bracomot.
Bex, près Lavey	» »	292 490	Pyrame-Morin.
Nauheim (Hesse-électorale)	40 3	363 900	Chatin-Bromeis.
Namman-Melouane	30 05	»	de Marigny-des-Fossés.
Salins (Jura)	29 990	257 720 (Dumas, Pelouse, Fabre)	
Salies (Haute-Garonne)	34 065	»	Fihol.
Kurbrunnen	17 4382	»	
Hombourg (Hesse)	16 985	»	Liebig.
Soden	15 691	»	Figuier.
Anzin (Nord)	14 508	»	
Wildegg (Suisse)	14 377	»	
Kreuznach (Prusse)	12 1819	316 6 (Ozann)	Liebig.
Cheltembam (Angleterre)	11 019	»	Parker et Brandes.
Ischia (Sicile)	10 419	»	Lancelloti.
Balaruc	9 080	»	Marcel de Serres et Figuier.
Kissingen (Bavière)	8 555	»	Liebig.
Bourbonne-les-Bains	7 546	»	Nivet, Mialhe et Figuier.
La Motte-les Bains (Isère)	7 443	»	Id.
Saint-Nectaire	7 010	»	Nivet.
La Bourboule	6 669	»	Lecoq.
Heilbrun (Bavière)	4 900	»	Barruel.
Rennes-les-Bains (Aude)	4 860	»	
Niederbronn (Bas-Rhin)	4 627	»	
Bourbon-l'Archambault	4 357	»	O. Henry.
Chatenois (Bas-Rhin)	4 214	»	
Absac (Charente)	3 090	»	
Baden-Baden	3 000	»	Koebruten.
Tercis (Landes)	2 538	»	Thore et Meyrac.
Bourbon-Lancy (Saône-et-Loire)	1 751	»	Berthier.
Hamman-Mescoutin (Constantine)	1 457	»	Tripier.
Luxueil	1 113	»	Broconnot.
Néris	1 110	»	Berthier.
Préchac (Landes)	1 087	»	
Widbad (Wurtemberg)	0 594	»	
Gostein (Autriche)	0 311	»	Helfft.

chlorurées sodiques de France et de l'Etranger.

NOMS DES SOURCES.	QUANTITÉ de chlorures renfermées dans un litre d'eau salée.
Salies-de-Béarn.......	242 gr. 894
Bourbonne-les-Bains...	39 175
Nauheim (Wilhelm)....	37 85
Salins (Jura).........	28 038
Kreuznach...........	11 42
Balaruc..............	7 94
Kissingen............	6 47
Niederbronn..........	4 324
Lamothe-les-Bains.....	3 80
La Bourboule..........	8 620
Chalenois.............	3 263
Absac................	2 921
Tercis................	2 347
Bourbon-l'Archambault.	2 240
Saint-Nectaire.........	2 146
Rennes-les-Bains......	2 020
Bourbon-Lancy........	1 700
Luxueil..............	0 729
Préchac..............	0 334
Neris................	0 179

NOMS DES SOURCES.	QUANTITÉ de bromures renfermées dans un litre d'eau salée.	QUANTITÉ d'iodures renfermées dans un litre d'eau salée.
Salies-de-Béarn....	0 gr. 473	0 gr. 053
Salins (Jura)......	0 067	»
Bourbonne-les-Bains	0 065	Traces.
Kreuznach........	0 0401	0 gr. 0004
Lamotte-les-Bains.	0 020	Traces.
Niederbronn	0 011	D°.
Nauheim.........	0 0098	D°.
Kissingen........	0 008	D°.
Balaruc..........	Traces.	»
Saint-Nectaire.....	»	Traces très sensibles.
La Bourboule.....	Traces.	Traces.
Bourbon-Lancy....	»	D°.
Neris............	»	D°.

Analyse de l'Eau-Mère à 35°, par M. le Dr Garrigou.

Chlorure de sodium..............	223.335
— de potassium...........	55.009
— de lithine,.............	1.500
— de calcium.............	1 808
— de magnésium...........	155.203
Sulfate de magnésie..............	11.545
Bromure de magnésium..........	10 »
Iodure de magnésium............	0.949
Silicate de soude................	0.272
Alumine de fer..................	0.272
Carbonate de soude.............	traces.
Matières organiques.............	15 »
Perte..........................	12.800
Total......	487.293

Je crois avoir établi encore qu'en vertu même de leur composition, les eaux de Salies étaient toniques, reconstituantes, résolutives et sédatives.

J'ai cherché encore à appeler l'attention sur l'avantage que l'on pouvait retirer, dans la pratique, de ce que j'ai appelé l'élasticité de composition des bains, grâce à l'addition de quantités plus ou moins considérables d'eau douce ou d'eau mère. Je n'insiste pas, me réservant de traiter la question avec plus de détails à la fin de ce travail.

J'ai tâché enfin de donner à l'action physiologique et thérapeutique de nos eaux une interprétation physiologique plausible.

Je disais alors, et j'estime encore, que les bains salés agissent, en partie, par suite de l'absorption des principes médicamenteux contenus dans l'eau minérale (chlorures de sodium, de potassium, de calcium, iodures et bromures); mais tout en admettant l'absorption, je ne lui accordais pas un rôle exclusif, ou même principal.

Le rôle principal je l'attribuais à l'excitation, à la stimulation spéciale des éléments ou des organes glandulaires du tégument cutané. Je veux parler des éléments nerveux, des fibres musculaires lisses, de l'appareil vasculaire sanguin ou lymphatique et des glandes de la peau. J'attribue encore une grande importance aux actions réflexes consécutives à la stimulation du système nerveux périphérique.

Je néglige aujourd'hui le côté théorique de la question pour ne m'occuper que de la pratique ; établir d'une manière aussi précise que possible les indications et les contre-indications des eaux de Salies, indiquer la manière de les employer ou de les appliquer, selon la diversité des cas, tel est le double but de ce travail.

§ 1er.

INDICATIONS ET CONTRE-INDICATIONS DES EAUX DE SALIES

Au point de vue clinique, les maladies justiciables des eaux de Salies peuvent être divisées comme il suit : 1° maladies des enfants et des adolescents ; 2° maladies des femmes ; 3° maladies des adultes.

Je sais bien tout ce qu'il y a d'imparfait dans une pareille division ; je sais qu'on peut rencontrer chez l'adulte des affections qui appartiennent plus particulièrement à l'enfance ou à l'adolescence, que bon nombre de maladies atteignent aussi bien l'homme que la femme. Mais cette imperfection a moins d'inconvénients qu'on ne le pourrait croire de prime à bord.

ARTICLE 1er.

Maladies des Enfants et des Adolescents.

Envoyez à Salies les enfants délicats, faibles de constitution, allanguis par de longues maladies ou par une croissance rapide.

L'atonie générale dont ils sont atteints est rapidement modifiée par l'usage des bains salés.

La faiblesse des muscles cervico-thoraciques postérieurs avec ses conséquences, projection des épaules, saillie des omoplates, étroitesse du thorax, avec ou sans proéminence de l'abdomen ne tarde pas à disparaître, sinon, sous l'influence du traitement général, du moins par l'usage des douches salées.

Dès le troisième ou quatrième bain, l'amélioration se prononce; on le reconnaît à ce que l'enfant devient plus vif, son pouls est moins fréquent et plus fort, sa respiration plus énergique, les urines plus abondantes, l'appétit plus énergique. Bientôt ses joues se colorent, ses cils deviennent plus arqués, ses cheveux sont moins ternes, ils ont plus de reflet. Lorsque tous ces signes ont été bien constatés, il n'y a plus à se préoccuper du résultat final. Tout au plus devra-t-on surveiller la période d'excitation qui survient généralement vers le huitième ou dixième bain.

Contre-indications. — *N'envoyez pas à Salies* les enfants d'un tempérament sec et *très nerveux*, à moins que l'état nerveux ne soit sous la dépendance de l'anémie ou d'un état de débilité générale.

Toutefois, cette contre-indication n'existe pas au même degré pour les eaux de Salies que pour les bains de mer ;

l'usage des eaux mères nous permettant de corriger ce qu'il pourrait y avoir de trop excitant dans l'usage de l'eau salée naturelle.

Envoyez à Salies les enfants et les adolescents lymphatiques, ceux chez lesquels à l'atonie générale des tissus et des organes, à la mollesse des chairs viennent s'ajouter des engorgements ganglionnaires, de l'engorgement ou de la susceptibilité inflammatoire des muqueuses, tels que : coryza chronique ou à répétitions, susceptibilité de la muqueuse bronchique, angine lymphatique avec ou sans engorgement des amygdales, catarrhe de la trompe ou de l'oreille moyenne, conjonctivite ou blépharite ciliaire.

L'efficacité et la rapidité d'action des eaux chlorurées sodiques bromo-iodurées sur les engorgements lymphatiques des ganglions est tellement connue que je ne crois pas devoir insister. Sous l'influence du simple traitement balnéaire, les ganglions commencent d'abord par se dissocier, ils diminuent ensuite de consistance pour revenir *définitivement* à l'état normal. Si, sous l'influence d'irritations locales et de voisinage, ils sont arrivés à suppuration, ils suivent la même marche que les ganglions scrofuleux.

L'action des eaux sur l'engorgement et la susceptibilité inflammatoire des muqueuses est généralement moins connue. Je crois donc devoir consigner ici d'une façon moins sommaire le résultat de mon expérience.

J'ai vu souvent guérir rapidement et d'une manière définitive des coryzas chroniques chez des enfants qui venaient à Salies pour d'autres causes.

J'ai vu guérir plus souvent encore; presque toujours, des enfants atteints de surdité par suite de catarrhe de la trompe d'Eustache ou de l'oreille moyenne de cause lymphatique. Très souvent sous la seule influence des bains, d'autres fois, en ajoutant au traitement balnéaire un traitement local approprié. J'en dirai autant de la conjonctivite et de la blépharite ciliaires d'origine lymphatique.

Mais ce qui m'a le plus frappé, c'est la disparition presque constante des rhumes à répétition, de la bronchite catarrhale, chronique chez les enfants qui, pour d'autres causes, étaient venus à Salies.

Envoyez à Salies les enfants et les adolescents scrofuleux, ceux chez lesquels aux symptômes généraux du lymphatisme, viennent s'ajouter des lésions plus profondes, généralement destructives, telles que la suppuration des ganglions, l'inflammation profonde et l'ulcération des muqueuses, de la cornée, du périoste, des os, des tissus articulaires, de la peau, du tissu cellulaire sous-cutané, des glandes, des parenchymes, entre autres du parenchyme pulmonaire, etc.

Du lymphatisme à la scrofule il n'y a qu'un pas ; c'est une simple question de degré ou de degrés, car il y a des degrés dans la scrofule, suivant la profondeur des lésions d'abord et aussi selon l'importance des organes atteints.

Passons donc en revue les manifestations les plus fréquentes de cette maladie constitutionnelle, en indiquant, à propos de chacune d'elles, les résultats que l'on est en droit d'espérer de l'action des eaux de Salies.

L'engorgement ganglionnaire (lymphadénite chronique), avec tendance à la suppuration ou à la caséification du parenchyme des ganglions, est certainement la plus fréquente de ces manifestations.

La lymphadénite scrofuleuse siège le plus souvent dans la région cervicale.

Je résumerai en peu de mots les résultats de ma pratique personnelle sur ce point :

1° Tout ganglion qui n'a pas encore suppuré n'entre pas en suppuration ;

2° Lors même que la suppuration est manifeste, la résolution s'observe très souvent, et, dans le cas où elle ne se fait pas, on n'en voit pas moins diminuer en peu de jours le volume de la glande ou des glandes enflammées. Il suffit alors de passer à travers la collection purulente un séton filiforme pour obtenir l'évacuation du pus sans exposer les enfants ou les jeunes gens à des cicatrices disgracieuses ;

3° Les ganglions ont-il été ouverts, reste-t-il des trajets fistuleux, on ne tarde pas à voir le dégorgement s'opérer sous l'influence d'une suppuration plus abondante et de meilleure nature. La cicatrisation s'opère ensuite et il ne reste plus qu'une tuméfaction dure, constituée par la coque cellulo-fibreuse du ganglion détruit en totalité ou en partie. Il arrive souvent que la première cicatrice n'est pas définitive, si on la laisse se faire trop promptement, qu'elle se rouvre ou qu'une nouvelle fistule se produise à côté. Il faut donc s'assurer, avant de laisser la plaie se fermer, qu'il n'existe plus des points ramollis ou fluctuants ;

4° Des collections purulentes ou caséeuses ramollies ont déjà été ouvertes ; l'ouverture s'est déjà cicatrisée, mais il existe encore des ganglions ou des parties de ganglions ramollis ou en voie de ramollissement. On ne tarde pas à voir sous l'influence des bains, et, au besoin, sous l'influence de douches locales filiformes, la masse ganglionnaire diminuer, quelquefois les cicatrices se rouvrir et le reste d'un ganglion en partie détruit, disparaître complètement par suppuration.

5° Enfin, lors même que tout est terminé, les cicatrices deviennent moins disgracieuses ; elles perdent leur coloration violacée caractéristique et, en partie, leur aspect difforme.

Engorgement des ganglions bronchiques. — L'engorgement des ganglions bronchiques est une affection fréquente chez les enfants, surtout à la suite de certaines fièvres éruptives, telles que la rougeole et la scarlatine et même, chez les enfants scrofuleux, à la suite de simples rhumes répétés. L'existence de la toux coqueluchoïde sur laquelle M. Guéneau de Mussy et son élève, M. Barétу, ont beaucoup insisté, en est le symptôme le plus fréquent. Mais souvent aussi on observe même en dehors de cette toux des symptômes gastriques consistant en des nausées ou des vomissements, que l'on est en droit d'attribuer à la compression des pneumogastriques, surtout du pneumogastrique droit.

Dans deux cas d'accidents gastriques survenus chez des adultes atteints de tumeurs ganglionnaires multiples, l'autopsie m'a permis de constater la compression du pneumogastrique droit par des masses ganglionnaires volumineuses du médiastin.

Quoi qu'il en soit, j'ai vu bon nombre de fois la toux coqueluchoïde, les rhumes répétés, l'essoufflement et les désordres gastriques disparaître rapidement chez des enfants manifestement atteints de lymphadénite bronchique, à la suite de la rougeole, de la scarlatine ou tout simplement chez des enfants scrofuleux.

Engorgement des ganglions abdominaux. — Chez les sujets affectés du *carreau*, les bains salés doivent être maniés avec beaucoup de prudence. Il faut éviter avant tout la diarrhée lientérique qui survient facilement chez eux, sous l'influence de l'excitation intestinale que produisent assez fréquemment les bains salés chez les enfants et les jeunes femmes.

Les bains doivent être très mitigés au 8e, au 10e de salure; il ne faut pas dépasser ce degré avant que les eaux n'aient produit un effet diurétique bien accentué. Ce résultat obtenu, on peut monter plus hardiment et l'on voit, grâce à ces précautions, le ventre diminuer de volume, les masses ganglionnaires devenir plus molles, plus mobiles et enfin disparaître à moins que l'enfant ne soit trop épuisé, où qu'il n'existe des suppurations profondes.

Les contre-indications peuvent être résumées très brièvement : nulles dans les cas d'adénite suppurée, elles ne résident que dans l'état fébrile rémittent ou pseudo-rémittent dans les cas de l'engorgement des ganglions bronchiques ou abdominaux et dans l'albuminurie. Encore cette dernière peut-elle exister à un léger degré, continue ou intermittente sans que les bains salés soient contre-indiqués. L'ascite accompagnant le carreau n'est pas non plus une contre-indication ; elle ne tarde pas à disparaître, comme nous l'avons déjà dit, sous l'influence des bains mitigés dans la proportion voulue.

Inflammations scrofuleuses des muqueuses et des tissus adjacents ou sous-jacents.

Ophthalmies scrofuleuses. — Je n'ai eu à observer à Salies qu'un nombre relativement restreint d'ophthalmies scrofuleuses isolées. Mais j'ai vu bien des cas de blépharite ciliaire, de tumeur lacrymale, de fistules lacrymales, de kérato-conjonctivite, de kératite ulcéreuse et de kératite parenchymateuse accompagnant d'autres manifestations de la scrofule et plus particulièrement des engorgements ganglionnaires.

Dans tous les cas que j'ai observés, les résultats ont été des plus nets et des plus positifs, je n'ajouterai pas des plus rapides. J'ai toujours vu l'amélioration et la guérison précéder de plusieurs jours ou même de plusieurs semaines l'amélioration de l'état général. Dans nombre de cas, le traitement balnéaire a dû être secondé par un traitement local approprié, surtout en ce qui concerne la kératite parenchymateuse, avec ou sans vascularisation de la cornée, et la blépharite ciliaire suivie de tumeur ou de fistule lacrymales. Mais je puis et je dois dire que les résultats obtenus ont toujours été des plus probants, et que bien des individus ont recouvré la vue ou l'intégrité de cette fonction lorsqu'elle paraissait plus que compromise, surtout par suite de kératite parenchymateuse, de pannus ou de perforation de la cornée avec hernie de l'iris.

Je crois devoir indiquer, à propos des kératites et surtout des kératites ulcéreuses avec hypersécrétion de liquide dans la chambre antérieure deux précautions à prendre, fort simples, du reste, mais qui ne me paraissent pas sans importance : 1° mitiger les bains comme dans le carreau de manière à ne pas provoquer une hypersécrétion irritative; 2° obliger le malade à porter un bandeau pendant toute la durée du bain, afin d'éviter l'irritation que pourraient produire les vapeurs d'eau salée sur les ulcérations de la cornée.

Otite scrofuleuse, carie du rocher et de l'apophyse mastoïde. — J'ai déjà parlé du catarrhe de la trompe d'Eustache et de l'oreille moyenne à propos du lymphatisme. J'ai dit avec quelle facilité disparaissait la surdité symptomatique. Je n'ai donc pas à y revenir.

Il s'agit ici de lésions plus sérieuses, plus profondes, de lésions destructives.

L'otorrhée purulente, tel en est le symptôme physique constant, la surdité plus ou moins prononcée ; le symptôme fonctionnel ; les ulcérations du conduit auditif externe, la perforation de la membrane du tympan, la destruction totale ou partielle de la chaîne des osselets, l'ankylose de la base de l'étrier dans la fenêtre ovale, l'obstruction de la fenêtre ronde par suite du boursouflement de la muqueuse de la caisse, l'atrésie de l'orifice de la trompe d'Eustache, la périostite et l'ostéo-périostite du rocher, telles en sont les lésions anatomiques.

Tant qu'il ne s'agit que de lésions plus ou moins profondes du tégument cutané ou muqueux, fussent-elles même accompagnées de perforation ou de destruction de la membrane du tympan, les eaux de Salies employées comme bains ou en injections locales donnent d'excellents résultats, pourvu qu'on ait la précaution, en ce qui concerne les injections, de les mitiger et de calmer, si besoin est, l'excès d'irritation qu'elles ont produit par des irrigations émollientes. Dès qu'il s'agit de lésions osseuses ou ostéo-périostiques, le résultat est plus douteux ; j'ai vu cependant guérir, et guérir complètement, un jeune enfant atteint d'ostéo-périostite oto-mastoïdienne, et deux adolescents de 14 à 16 ans atteints de fistule oto-parotidienne datant de deux à quatre ans.

Coryza scrofuleux. — *Ozène.* — Le coryza strumeux caractérisé par le boursouflement et la coloration violacée de la pituitaire, par l'augmentation de volume du nez et *surtout* par le rétrécissement de l'isthme qui sépare les fosses nasales des narines est très fréquent chez les enfants scrofuleux ou lymphatiques ; presque aussi fréquent que l'épaississement de la lèvre supérieure. Ces deux éléments disparaissent d'une manière certaine sous l'influence des eaux de Salies. Cependant, l'engorgement de la pituitaire avec hypersécrétion persiste longtemps encore après que l'engorgement du lobule du nez et de la lèvre supérieure a disparu, soit par suite du simple traitement balnéaire, soit à l'aide d'adjuvants parmi lesquels je placerai en première ligne l'usage de la pommade de tannin à l'intérieur des narines et celui des pommades iodurées à l'extérieur.

L'ozène, je n'entends parler ici que de l'ozène ulcéreux et de l'ozène ostéo-périostique n'appartient pas en propre à la scrofule. Je crois cependant ne devoir pas scinder cette question à cause de son importance,

J'ai eu l'occasion d'observer bien des cas d'ozène ; je dois même dire que j'ai étudié cette question d'une manière spéciale, d'abord sous la direction de mon excellent maître, M. le professeur Duplay, à l'hôpital Lariboisière, plus tard et successivement à l'hôpital de la Charité et de la Pitié, et enfin à Salies-de-Béarn.

Pour moi, l'ozène est le plus souvent le résultat du coryza ulcéreux ou, si l'on aime mieux, de l'ulcération de la pituitaire et, par propagation, du périoste, avec mise à nu et nécrose des os, et plus particulièrement des os à tissu compacte exclusif ou prédominant, tels que les cornets. Mais il est quelquefois aussi le résultat d'une ostéo-périostite d'emblée, soit à la suite d'une fièvre grave telle que la fièvre typhoïde, soit à la suite d'un traumatisme chez des sujets prédisposés. L'érysipèle de la face, souvent invoqué comme cause, ne doit être considéré, dans la plupart des cas, que comme une ostéo-périostite des os du nez méconnue, presque toujours consécutive à un traumatisme, à un traumatisme remontant très souvent à une date éloignée, comme il arrive pour les os à tissu compacte ; c'est ce que je tâcherai de démontrer dans un autre travail avec observations à l'appui.

Je puis et je dois dire que, dans les cas d'ozène ulcéreux ou nécrosique, j'ai obtenu à Salies les meilleurs résultats, bien meilleurs, bien plus constants et bien plus rapides que ceux que j'avais autrefois constatés à Paris.

A deux exceptions près — enfants que je n'ai pas revus — l'affection a été guérie complètement, guérie après trois saisons, sauf dans deux cas où l'élimination des séquestres osseux a été longue à se produire. Les cinq premiers cas datent d'assez loin pour que les personnes qui ont été atteintes aient pu se marier après deux ans de guérison sans trace de récidive.

Non seulement l'ozène avait disparu, mais encore le boursouflement du nez et du lobule avait disparu et la physionomie avait repris son expression naturelle. Il est vrai que depuis trois années surtout j'ai l'habitude d'employer concurremment les pommades iodurées, sans préjudice de l'huile de foie de morue à l'intérieur.

Angines scrofuleuses. — L'angine et la laryngite sont très fréquentes chez les scrofuleux. J'en ai déjà parlé à propos du lymphatisme.

L'amygdalite scrofuleuse est encore une affection fréquente.

Les eaux de Salies donnent de bons résultats; mais ces résultats sont lents. Je ne les conseillerais qu'autant qu'il y aurait de la part des parents une répugnance invincible à un traitement plus énergique, je veux parler de l'amygdalotomie, opération souvent indispensable et qu'il faut se garder de retarder, surtout dans les cas de surdité consécutive à la suite de catarrhe de la trompe ou de la caisse du tympan.

Je n'en dirai pas autant des ulcères scrofuleux de la gorge, de ce que l'on pourrait appeler le *lupus* de la gorge. J'ai vu, dans deux cas, cette affection rapidement modifiée sous l'influence des bains salés et des inhalations d'eau salée pulvérisée, chez deux adultes. Chez l'un, il y a eu atrésie naso-pharyngienne consécutive; l'autre a été complètement guéri.

Scrofulides, lupus et gommes tuberculeuses. — Les scrofulides profondes, le lupus et les gommes tuberculeuses justiciables des eaux de Salies sont plus rares chez les enfants que chez les adultes. J'en parlerai ailleurs.

Tumeurs blanches scrofuleuses. — Arthrite, périarthrite, synovites tendineuses et arthro-ostéite scrofuleuses.

Sous le nom générique de tumeur blanche, on confond généralement, comme l'indique l'énumération qui précède, des affections variées, souvent dissemblables.

Quelle qu'en soit la diversité, nous pouvons résumer comme il suit les résultats qu'on est en droit d'attendre des eaux de Salies.

S'agit-il d'une arthrite fongueuse subaiguë au début avec augmentation de la température et douleur ; il est utile, sinon nécessaire, d'employer un traitement antiphlogistique local, teinture d'iode et surtout *vésicatoires répétés* de manière à combattre les accidents inflammatoires. Les bains salés *mitigés* amènent alors la résolution avec plus de rapidité et sans danger d'une excitation qui pourrait dépasser les besoins.

La tumeur est-elle indolente, avec peu ou pas d'élévation de température locale, les bains salés l'amènent ou la ramènent souvent à l'état subaigu, mais la chose est sans inconvénient ; il suffit de suspendre le traitement pendant deux ou trois jours pour voir se dissiper l'orage, et la résolution se faire progressivement avec une rapidité ou, pour mieux dire, une lenteur en rapport avec l'importance des tissus affectés.

La tumeur blanche est-elle déjà en suppuration? Si la collection purulente n'est pas volumineuse mieux vaut ne pas ouvrir l'abcès ou surtout les abcès ; si la collection est considérable, surtout s'il y a un abcès unique, mieux vaut donner une issue au pus, mais sans faire une large ouverture; sous l'influence des bains, la suppuration augmente, le pus devient plus épais, de meilleure nature et la sécrétion finit par se tarir à moins qu'il y ait des lésions osseuses profondes ou des fongosités sphacélées, comme je l'ai observé dans un cas, où, à la suite d'une incision, elles sont sorties sous forme de masses aplaties lobulées ressemblant à des débris placentaires.

S'agit-il, enfin, de tumeurs blanches avec fistules, on voit également la suppuration devenir plus abondante et changer de caractère, après le septième ou le huitième bain, et diminuer ensuite; les os, mis à nu, se cicatriser, ou des séquestres se détacher, s'éliminer ou devenir mobiles, de façon à pouvoir être plus facilement extraits.

La durée du traitement est très variable, de une à quatre saisons. Mais les résultats sont réellement merveileux. Je n'en veux pour preuve que le cas d'une jeune malade envoyée par M. le Dr Huchard, et qui était arrivée dans un état véritablement lamentable. Outre une ostéite de l'extrémité supérieure du tibia gauche, elle était atteinte d'une tumeur blanche du genou droit, avec gonflement énorme des extrémités osseuses articulaires et subluxation de la jambe en arrière et en dehors; une collection purulente avait été ouverte en dehors, à travers laquelle s'écoulait du pus séreux et fétide; je fus moi-même obligé d'ouvrir en dedans une seconde collection très volumineuse, qui donna issue à du pus et à des masses de fongosités; plus tard, toute la peau qui séparait les deux incisions s'ulcéra par places, sauf un point de tégument de 2 centimètres de largeur environ. L'enfant est repartie de Salies au mois de mars dernier; l'état général ne laisse rien à désirer, il est de tous points excellent; la cicatrisation est complète; les os ont repris à peu près leur volume normal; le triceps, autrefois complètement atrophié et détruit dans sa partie inférieure, commence à reprendre son volume et, en même temps, ses fonctions ; le membre s'est considérablement redressé.

Les considérations qui précèdent s'appliquent aussi bien à la coxalgie qu'aux tumeurs blanches des autres articulations. Je n'aurais donc pas à en parler autrement, si je ne désirais appeler l'attention sur une variété de coxalgie qu'on observe plutôt chez les enfants débiles ou légèrement lymphatiques que chez les enfants véritablement scrofuleux. C'est une coxalgie sans douleur, sans contracture, s'accompagnant plutôt de parésie, et surtout d'atrophie musculaire et de claudication. Elle survient ordinairement à la suite d'un traumatisme peu violent, et assez longtemps après l'accident. Bref, c'est une espèce d'arthrite atrophique de la hanche, plutôt qu'une coxalgie, au véritable sens du mot.

Dans cette affection, les bains salés seuls donnent peu de résultats ; les douches salées, promenées sur les muscles atrophiés, agissent mieux. J'ai obtenu trois cas de guérison chez des enfants qui avaient été inutilement traités par l'immobilisation. Je ne serais même pas éloigné de croire que l'immobilisation prolongée est plutôt nuisible qu'utile.

Un mot cependant sur la coxalgie, avant de passer à un autre sujet. Dans toute *coxalgie douloureuse*, ou qui a cessé depuis peu d'être *douloureuse*, et surtout dans toute coxalgie au début, la gouttière de Bonnet est rigoureusement nécessaire pour tout malade qui prend les bains salés. Elle est nécessaire surtout pendant la nuit pour la coxalgie au début, et, pour les autres cas, pendant la période d'excitation qui se produit généralement du cinquième au huitième bain, et qui se traduit par des contractions douloureuses pendant le sommeil, ou par des contractures douloureuses persistantes.

Ostéo-périostites scrofuleuses. — Les résultats étant sensiblement les mêmes dans les ostéo-périostites scrofuleuses que dans les cas de tumeur blanche, je les aurais volontiers confondues, au point de vue des indications et des contre-indications. Je crois cependant devoir entrer dans quelques détails.

Os.— L'ostéo-périostite suivie de carie ou de nécrose des os longs, des os des membres, est certainement le cas le plus favorable; je veux parler, bien entendu, des conséquences de l'affection, c'est-à-dire de la carie ou de la nécrose, surtout de cette dernière. Les résultats sont constants; s'agit-il d'une carie, la disparition des parties fatalement vouées à la destruction se produit facilement, soit par résorption, soit par élimination des parties nécrosées.

S'agit-il des os plats profonds, tels que les os du bassin? La question est beaucoup plus sérieuse. J'ai vu deux cas de nécrose des os du bassin ; dans tous les deux, j'ai constaté une amélioration notable; mais, dans les deux, le résultat a été fatal : chez l'un à la suite de pleurésie, chez l'autre à la suite d'albuminurie.

Dans l'ostéo-périostite des os lamellaires, des os à tissu compacte exclusif ou prédominant, tels que les cornets des fosses nasales, les os de la voûte orbitaire, les résultats sont excellents, mais lents, très lents à venir, moins cependant chez les enfants que chez l'adulte. Cette lenteur s'explique facilement par le peu de vitalité de ces os.

J'ai eu l'occasion d'observer deux cas d'ostéo-périostite de la voûte de l'orbite : l'une chez un enfant de 14 ans, l'autre chez un adulte; le premier était complètement guéri au bout de deux ans, avec élimination d'un séquestre sans opération; le second, quoique opéré, n'a été guéri, mais complètement guéri, qu'après trois saisons; et, cependant, il n'y a pas eu la moindre expulsion de séquestre osseux.

L'ostéite des os spongieux a une physionomie particulière. Elle a pour siège de prédilection la colonne vertébrale, — mal de Pott —, le tarse et le carpe.

Je n'hésite pas à dire que, prise au début, l'ostéo-périostite des os spongieux est, sans contredit, la moins redoutable. Je n'en excepte pas même le mal de Pott. Ce qui constitue la gravité de cette affection, ce qui en fait une affection redoutable, c'est certainement la difficulté du diagnostic au début, difficulté qui provient souvent de ce qu'aucun symptôme physique ou fonctionnel n'attire l'attention du côté de la colonne vertébrale.

J'ai eu l'occasion de traiter à Salies et de suivre plus tard cinq enfants atteints du mal de Pott, au début, sans déformation vertébrale; chez tous les cinq, dès les cinq ou six premiers bains, l'ostéo-périostite est passée à l'état subaigu. Douleurs locales avec irradiations, douleurs abdominales, contractures des muscles des gouttières vertébrales, et, dans deux cas, parésie des membres inférieurs. J'ai toujours vu survenir la guérison complète sans déformation, sauf une légère saillie dans un cas. Peut-être même cette légère déformation aurait-elle été évitée, si j'avais pris alors la précaution que je prends très rigoureusement aujourd'hui, de tenir les enfants couchés dans la gouttière de Bonnet, jusqu'à ce que six mois au moins se soient écoulés sans que les bains salés aient ramené la moindre crise d'ostéo-périostite subaiguë.

Si la gibbosité existe déjà, la guérison survient, mais la déformation persiste, avec cet avantage cependant qui n'est pas à dédaigner, que les déformations consécutives du ventre, du thorax, du cou et des jambes, se produisent à un moindre degré, ou même diminuent.

Sous l'influence de l'excitation produite par les bains, les abcès par congestion accomplissent leur migration d'une manière plus rapide; ils passent à l'état subaigu, la poche ne tarde pas à se distendre, la peau rougit et s'amincit. J'ai l'habitude de les ouvrir par simple incision, sans exercer de compression sur la poche pour la vider, de manière à permettre à l'eau du bain de pénétrer dans la cavité et d'en modifier les parois. Je n'ai jamais observé le moindre accidident de putridité, ni rien qui y ressemble.

Il me reste à signaler une variété d'ostéo-périostite que je désignerais volontiers sous le nom « d'ostéo-périostites multiples des adolescents ». Elle consiste, comme son nom l'indique, en des périostites multiples toujours peu étendues et peu profondes, et ne s'attaquant qu'aux os superficiels, os de la partie antérieure du crâne, de la face, clavicules, tibias, phalanges des doigts et des orteils, se terminant par suppuration, avec mise à nu des os et expulsion de séquestres de petit volume. Comme les divers os sont atteints successivement, sans ordre, la maladie a une très longue durée (1). Dans les trois cas que j'ai observés, les enfants, — deux filles et un garçon, — étaient pâles, chétifs, très peu développés pour leur âge. Dans les trois cas, les résultats des bains de Salies ont été véritablement merveilleux. Non seulement toute trace d'ostéo-périostite a complètement disparu; mais encore les jeunes malades se sont développés avec une grande rapidité, et ont reconquis tous

(1) Chez l'une des petites malades, je n'ai pas compté moins de trente-deux abcès osseux superficiels, les uns guéris, les autres en voie d'évolution.

les attributs d'une bonne santé et d'une constitution vigoureuse.

Scrofules viscérales. — Parmi les inflammations scrofuleuses des parenchymes, la plus fréquente est, sans contredit, la pneumonie scrofuleuse.

La pneumonie dont je parle ne doit pas être confondue avec la pneumonie caséeuse ; la caséification des produits inflammatoires n'a pas, en effet, une signification univoque. Si elle est généralement plus fréquente chez les sujets scrofuleux, elle est loin d'être constante.

Par contre, on l'observe chez des individus débilités, sans traces de tubercule ou de scrofule ; elle est alors la conséquence de la misère physiologique.

Les eaux de Salies sont formellement contre-indiquées toutes les fois qu'il y a processus morbide aigu ou subaigu, soit constant, soit à répétitions fréquentes.

Par contre, elles rendent les plus grands services jusqu'à amener la guérison complète, lorsque tout état aigu a disparu depuis un certain temps, six mois au moins, lorsque l'affection a pris ou repris sa marche torpide caractéristique.

J'ai vu disparaître sous leur influence bien des engorgements du sommet, caractérisés par de la submatité, l'augmentation des vibrations vocales, l'expiration prolongée et même des râles secs.

J'ai été même assez heureux pour voir subvenir la guérison complète dans deux cas de cavernes.

Dans le premier cas, il s'agissait d'une femme âgée de 38 ans environ, et qui présentait tous les signes caractéristiques d'une caverne du sommet droit, matité, gargouillements, voix amphorique et jusqu'au bruit du pot fêlé. L'état général était mauvais ; il y avait des sueurs nocturnes et de la diarrhée. Elle prenait des bains sans direction depuis dix jours environ, lorsqu'elle vint me trouver, parce que sa diarrhée avait augmenté. Je lui conseillai inutilement de se retirer; elle prétendait se trouver mieux, elle voulait continuer. En présence de cette opiniâtreté, je lui conseillai de prendre, au moins, des bains plus mitigés. C'était en 1876. Cette femme vit encore, elle a eu depuis deux enfants; le premier est mort de méningite tuberculeuse, à l'âge de quatorze mois; le second a actuellement quatre ans; il est fort, vigoureux, mais scrofuleux.

L'année d'après, j'observais un cas à peu près identique, chez un jeune garçon pâtissier âgé de 19 ans, atteint d'adénite scrofuleuse des ganglions cervicaux et de ramollissement du sommet droit avec cavernules. J'ai eu l'occasion de le revoir il y a deux ans; toute trace d'adénite scrofuleuse avait disparu; l'expectoration avait disparu en grande partie, la santé générale était excellente; mais on constatait encore de l'induration du sommet droit.

L'albuminurie survenant chez des scrofuleux à la suite de suppurations prolongées, constitue, au contraire, une contre-indication: à moins que la quantité d'albumine ne soit insignifiante; on la voit alors disparaître dès que l'état général s'améliore.

Réflexions. — Pour plus de brièveté, je résumerai quelques réflexions sous forme d'aphorismes :

1° Quand l'amélioration de l'état général ne précède pas ou ne suit pas de très près l'amélioration de l'état local, quelque marquée que soit cette dernière, il faut se tenir sur ses gardes, et diminuer la force des bains si l'on ne veut pas s'exposer à voir survenir des troubles généraux, plus ou moins sérieux.

2° Si l'amélioration de l'état local n'est pas en rapport

avec l'amélioration de l'état général, ou ne la suit pas de près, il faut augmenter la force des bains et le plus souvent ajouter de l'eau-mère en quantité variable selon les cas; bains résolutifs.

3° Si, après la guérison apparente de suppurations profondes de nature scrofuleuse, on voit survenir avec tous les attributs d'une bonne santé générale, du reste, un embonpoint exagéré, il faut se défier, le mal récidive facilement ou bien encore, la scrofule se manifeste sous d'autres formes. Le malade n'est qu'imparfaitement guéri, l'usage des bains salés et surtout de l'eau-mère à l'intérieur est encore nécessaire.

Envoyez à Salies les enfants et les adolescents atteints de rachitisme, d'hydrocéphalie, de déviations ou de déformations de la colonne vertébrale, de la cage thoracique.

Le rachitisme au début guérit constamment et avec une extrême rapidité. J'ai pour habitude de supprimer, pendant l'usage des bains, tout autre traitement, sauf à prescrire ensuite une médication appropriée. Dès le troisième ou quatrième bain, les résultats sont des plus manifestes, les courbures des os ont déjà diminué; le repos aidant, elles ne tardent pas à disparaître.

Lorsque le mal est plus avancé, les résultats sont plus lents, mais ils n'en sont pas moins constants; les courbures des membres et le gonflement des épiphyses disparaissent; les déformations les plus rebelles sont, sans contredit, celles de la colonne vertébrale, qui cèdent cependant par l'emploi combiné des douches et des corsets appropriés, celles du sternum qui disparaissent consécutivement, et surtout l'aplatissement et l'enfoncement de la partie latérale des côtes, enfin, les déformations du bassin.

Les déviations de la colonne vertébrale ne sont pas

toutes guéries ou même amendées avec la même facilité sous l'influence des eaux de Salies.

Les déviations de la partie supérieure du rachis et les déformations consécutives sont certainement les plus dociles. Les voussures de la région dorsale supérieure, avec projection et ascension des deux épaules ou de l'une d'elles seulement, avec ascension du sternum et dépression quelquefois énorme de cet os à sa partie inférieure, guérissent facilement ou sont très notablement amendées par l'usage des bains et des douches locales.

Les déformations qui occupent la région dorso-lombaire sont beaucoup plus tenaces, surtout la lordose dorso-lombaire très prononcée. J'ai cependant obtenu toujours des résultats très satisfaisants quoique incomplets, sauf dans un cas ou l'amélioration se produisit suivant la règle, mais ne se maintint pas.

Paralysies infantiles. — L'efficacité des eaux de Salies dans le traitement de la paralysie infantile est incontestable. L'amélioration s'annonce d'abord par une meilleure nutrition des membres paralysés, la circulation devient plus active, la température locale se relève. Ce n'est que plus tard qu'on voit les muscles augmenter de volume et, plus tard encore, se contracter sous l'influence de la volonté.

Non seulement les bains salés *forts* et les douches locales donnent des résultats directs, mais ils permettent d'employer avec efficacité d'autres traitements qui jusqu'alors n'avaient donné que peu ou pas de résultats.

ARTICLE II.

Maladies des femmes.

Envoyez à Salies les femmes anémiques avec atonie générale des tissus et des organes. Je veux parler ici de cette variété d'anémie, si fréquente chez les femmes du monde, dans laquelle les ferrugineux sont mal supportés, inefficaces ou n'ont qu'une efficacité passagère, qui s'accompagne de trouble digestifs ou menstruels ou bien encore de troubles nerveux et souvent même de signes inquiétants du côté des organes respiratoires.

Si la femme n'est pas herpétique, les résultats sont constants. Sous l'influence des bains salés, la circulation devient plus active, les organes hématopoiétiques reprennent leur énergie normale, l'appétit revient et l'état général ne tarde pas à s'améliorer.

Plus tard, mais plus tard seulement, les fonctions menstruelles se rétablissent, l'énergie des organes génitaux revient et l'on voit ainsi disparaître une des conséquences de leur atonie, la stérilité.

C'est généralement de quatre à six mois après au plus tôt que j'ai observé des grossesses peu espérées survenant chez des femmes qui n'avaient jamais eu d'enfant, ou qui n'en avaient plus eu depuis plusieurs années. C'est, du reste, de trois à quatre mois après le traitement balnéaire, que les eaux de Salies produisent leur effet *maximum*.

Envoyez à Salies les jeunes filles chez lesquelles la menstruation est en retard et, d'une manière plus générale, les femmes atteintes d'aménorrhée ou de dysménorrhée. Je n'insisterai pas sur l'aménorrhée ou la dysménorrhée simples, troubles menstruels qui dépendent généralement de l'anémie ou de l'atonie dont je viens de parler.

Mais je dois accorder une mention spéciale à la *dysménorrhée* pseudo-membraneuse, affection fort tenace et qui, contrairement à d'autres dysménorrhées pèche souvent par excès, au lieu de pécher par défaut.

Je n'ai eu l'occasion d'en observer que trois cas; dans les deux premiers, les choses ont bien marché quoique avec lenteur. Elles sont aujourd'hui complètement guéries. Je n'ai pas revu la troisième ; tout me porte à croire qu'il y a eu insuccès.

Envoyez à Salies les femmes atteintes de ménorrhagie ou de métrorrhagie, mais seulement dans les cas où ces pertes seront symptomatiques de métrite fongueuse du col ou de fongosités de la muqueuse du corps, d'engorgement chronique de l'utérus ou des organes environnants, pourvu qu'il n'y ait pas d'inflammation aiguë ou subaiguë *constante*. S'il ne s'agit que d'accidents subaigus à répétition, et surtout si les accès congestifs ou inflammatoires ne surviennent pas plus d'une fois par mois, la contre-indication dont je viens de parler n'existe plus.

Envoyez à Salies les femmes atteintes de leucorrhée, de métrite catarrhale, de métrite parenchymateuse, engorgements utérins, de lymphangite ou de pelvipéritonite chronique.

Mais ici je dois préciser.

Le catarrhe chronique, ou, si l'on aime mieux, la métrite catarrhale chronique avec ou sans ulcération de la muqueuse du col, avec ou sans boursouflement, s'amende ou disparaît facilement sous la seule influence de l'amélioration de l'état général. Tout au plus est-il nécessaire dans certains cas d'employer le spéculum foré à demeure ou tout simplement une canule à injections en gomme élastique pendant les dernières minutes du bain.

La leucorrhée profuse, muco-purulente avec boursouflement et mollesse du col, coloration violacée de la muqueuse n'est pas plus rebelle. Elle coïncide souvent avec des tuméfactions limitées occupant les culs-de-sac latéraux. Elle constitue généralement une des manifestations du lymphatisme. L'amélioration s'annonce presque toujours par une augmentation de la leucorrhée par un véritable flux muco-purulent quelquefois accompagné de douleurs pelviennes. Peu à peu le liquide devient plus épais, moins abondant, simplement muqueux, le col diminue de volume, l'engorgement se résorbe et l'on peut voir survenir la guérison complète. Mais il est rare qu'elle soit définitive d'emblée. La leucorrhée reparaît ou augmente cinq à six mois après la suspension du traitement et ne disparaît définitivement qu'après deux ou trois saisons. Les cautérisations du col avec la teinture d'iode sont très utiles pour hâter le résultat final.

N'envoyez pas à Salies les femmes atteintes de leucorrhée herpétique, de métrite cervicale *ponctuée*, exulcérations arrondies superficielles avec engorgement peu prononcé du col. Sans doute, on peut obtenir chez elles et l'on obtient même souvent des résultats satisfaisants ; mais c'est à la condition de faire alterner les bains salés mitigés avec des bains alcalins artificiels. La conclusion est facile à déduire.

Les bains de Salies donnent encore constamment d'excellents résultats dans les cas de métrite parenchymateuse chronique ou passée à l'état chronique. Quand je dis état chronique, je ne fais pas entrer en ligne de compte les exacerbations aiguës ou subaiguës qui ne constituent que des incidents souvent très douloureux, il est vrai, mais qui n'ont que bien peu d'importance au point de vue des contre-indications.

Que la métrite parenchymateuse soit générale ou partielle, qu'il s'agisse de grosses matrices dépassant le rebord supérieure du pubis de deux ou trois travers de doigt, ou d'engorgements partiels siégeant de préférence sur l'une des faces de l'utérus, la résorption des produits plastiques ne tarde pas à se faire, rapidement si, au début, surviennent des pertes blanches abondantes, plus lentement, même progressivement, s'il n'en survient pas.

Ces engorgements, les engorgements partiels surtout, sont souvent accompagnés de métrorrhagie ou de ménorrhagie. Il faut alors se défier, surtout lorsque ces accidents arrivent chez des femmes jeunes. Sans doute, l'engorgement, la métrite parenchymateuse existe, mais elle est trop souvent la conséquence d'un fibrome de petit volume qu'elle masque et dont on ne peut que soupçonner l'existence.

Dans ce cas, on obtient de l'usage des Eaux de Salies un double résultat : l'engorgement inflammatoire disparaît et le fibrome se révèle avec ses caractères bien tranchés, sa forme arrondie, sa consistance dure et élastique.

J'ai déjà parlé des engorgements du col, je vais en parler encore, à propos de l'abaissement et de la chute de la matrice.

On désigne trop souvent, par un vice de langage, sous le nom d'abaissement de la matrice l'engorgement et surtout l'allongement hypertrophique du col. Ces deux affections sont cependant fort distinctes ; elles n'ont de commun que la situation du museau de tanche dans un point trop rapproché de l'orifice vulvo-vaginal. Mais, pour qu'il y ait abaissement vrai, il faut que le corps de l'utérus lui-même soit descendu au-dessous de sa position normale par suite de relâchement des ligaments.

Dans l'abaissement faux, dans cette espèce d'abaissement apparent, dont l'engorgement du col constitue l'élément unique ou principal, — car il s'accompagne souvent d'un certain degré d'abaissement vrai, provenant de la distension des ligaments, — les bains salés donnent d'excellents résultats relativement rapides et *définitifs*.

Je n'en dirai pas autant de l'abaissement vrai, à moins qu'il ne soit très peu prononcé, et des chutes de matrice. J'ai obtenu dans ces cas peu de succès.

Ceux qui ont prétendu ou qui prétendent le contraire ont peut-être été plus heureux que moi ; mais je crois plutôt qu'ils se sont trop hâtés de justifier ou d'annoncer des succès qui n'avaient pas encore reçu la consécration du temps. J'ai été moi aussi émerveillé au début de ma pratique à Salies. J'ai vu des chutes complète de matrice, j'ai vu des abaissements très prononcés disparaître complètement dès le huitième ou dixième bain. Trois ou quatre mois après, tout était à recommencer. J'ai pu, cependant, utiliser cette guérison, essentiellement passagère, et obtenir dans deux cas des guérisons définitives en prescrivant le repos horizontal et l'usage des pessaires. L'usage des douches Salies sur la partie inférieure de la colonne vertébrale, combiné avec les bains salés, m'a donné des résultats plus durables dans tous les cas, et même définitifs dans les cas d'abaissement prononcé.

Ce que je viens de dire à propos de l'abaissement s'applique tout aussi bien aux autres déplacements de l'utérus. Si ces déplacements sont la conséquence d'engorgements partiels, ils disparaissent avec ou après la cause qui les produit ; sinon, la guérison est presque toujours passagère, à moins qu'on ne fasse intervenir des moyens appropriés pour conserver ou accentuer les résultats acquis. Je ferai cependant une exception pour l'antéversion, dans le traitement de laquelle j'ai obtenu de bons résultats, de l'emploi combiné des bains et des douches locales.

Pelvipéritonites, ovarites, suppurations et adhérences pelviennes.

N'envoyez pas à Salies les pelvipéritonites aiguës ou subaiguës à exacerbations fréquentes, par exemple, s'il y a plus de deux exacerbations par mois. L'excitation produite par le traitement dépasserait facilement les bornes,

Mais envoyez-y hardiment et avec certitude de succès les pelvipéritonites anciennes, les pelvipéritonites à exacerbations éloignées. Elles guérissent facilement et avec elles disparaissent leurs complications, telles que les troubles digestifs et les troubles nerveux.

Parmi ces complications, il en est deux assez *fréquentes* et assez sérieuses pour que je croie devoir leur conserver une mention particulière. Je veux parler de *l'entérite glaireuse* et de la *paraplégie réflexe.*

Tant que l'*entérite glaireuse* reste limitée à la partie inférieure du rectum, elle mérite à peine le nom de complication. Mais, dans certains cas, elle remonte plus haut, dans le côlon ascendant, dans le côlon transverse ; elle ne tarde pas alors à retentir sur tout le tube digestif et à déterminer le plus souvent, surtout chez les lymphatiques, des diarrhées liquides, opiniâtres, rebelles aux meilleurs traitements, et quelquefois même des vomissements.

Si l'entérite, en général, constitue une contre-indication des Eaux de Salies, il n'en est pas de même de celle dont je viens de parler. Avec de la prudence dans le traitement, elle ne tarde pas à disparaître avec la cause qui l'a produite.

La *paraplégie réflexe* est moins fréquente. J'ai eu l'occasion d'en observer deux cas, remontant l'un à cinq ans, l'autre à deux ans ; dans les deux cas, elle était à peu près complète. Aucune des deux jeunes femmes qui en étaient atteintes n'était hystérique. La guérison a été obtenue dès la première année. Chez l'une d'elles, cependant, elle revint, mais beaucoup moins prononcée, six mois après, mais pour disparaître définitivement après une seconde saison.

Les *suppurations pelviennes* sont fréquentes chez la femme. Au point de vue de la marche et de la durée, on peut les diviser en deux catégories principales : celles qui sont la conséquence d'une pelvipéritonite unique, se terminant rapidement par suppuration ; ce sont, sans contredit, celles qui guérissent le plus rapidement et aussi celles qui laissent après elles le moins de conséquences fâcheuses. Il n'en est pas de même des suppurations qui surviennent lentement et, pour ainsi dire, par étapes successives, après des accès répétés de pelvipéritonite.

C'est dans ces dernières que les bains de Salies sont surtout indiqués ; sous leur influence, le mal passe à l'état subaiguë, le pus devient plus abondant, de meilleure nature, dans beaucoup de cas aussi sanglant ; il faut alors suspendre les bains pendant deux ou trois jours, jusqu'à ce que toute trace de sang ait disparu. Peu à peu, la poche diminue, l'utérus reprend quelque mobilité ; enfin la sécrétion purulente finit par se tarir, à moins que l'abcès ne se soit ouvert dans une partie élevée du rectum, ou, comme cela arrive trop souvent, dans la partie inférieure de l'S iliaque.

Les *adhérences* consécutives aux inflammations pelviennes sont très fréquentes. J'aurais cru que l'action résolutive des bains salés donnerait de bons résultats. Je dois avouer qu'en ce qui concerne les adhérences consécutives à des pelvipéritonites non suppurées, mon attente a été en grande partie trompée. Par contre, là ou je n'espérais guère, j'ai été beaucoup plus heureux. Je veux parler des cas d'adhérences consécutives à des suppurations pelviennes. J'ai obtenu dans plusieurs cas la résolution assez prononcée pour que l'utérus immobilisé par des masses plastiques pût reprendre sensiblement sa mobilité normale.

Envoyez à Salies, enfin, les femmes atteintes de myofibromes utérins. J'aurais beaucoup à dire sur les myofibromes utérins et sur leur traitement par les eaux de Salies. Mais les développements dans lesquels je devrais entrer, avec observations à l'appui, trouveront mieux leur place dans un travail spécial destiné à un public plus restreint.

Je me contente donc de résumer en peu de mots les résultats d'une pratique déjà nombreuse.

Les grosses tumeurs fibreuses, les tumeurs sous-péritonéales, sont celles qui subissent le plus rapidement et d'une manière constante, l'action résolutrice des bains salés et des applications locales des compresses d'eau-mère.

La diminution de volume de la tumeur varie du quart au tiers dès la première saison. Après trois ou quatre ans, l'activité morbide est vaincue ; la tumeur considérablement diminuée, abandonnée à elle-même, a plutôt de la tendance à s'atrophier qu'à augmenter de volume. Parallèlement disparaissent ou diminuent les métrorrhagies et les douleurs névralgiformes symptomatiques. Voilà pour la règle, mais sur quatorze cas, j'ai vu deux exceptions ; dans l'une la tumeur était très volumineuse, elle est aujourd'hui insignifiante ; elle n'a pas un cinquième de son volume primitif. Mais les métrorrhagies, quoique atténuées, persistent encore après cinq ans.

Dans les tumeurs de moyen volume, celles qui font corps avec l'utérus, les résultats sont moins prononcés et surtout plus passagers; la tumeur diminue bien sous l'influence des bains; mais elle a une grande tendance à réaugmenter; dès le troisième ou quatrième mois après le traitement, elle devient le siège de congestions rapides avec augmentation de volume, hémorrhagie et douleurs névralgiformes. Je n'ai jamais vu cependant un fibrome reprendre son volume primitif; par contre, j'en ai vu suivre la même marche que les fibromes de grand volume, diminuer progressivement sans retour offensif, dans un cas au point de disparaître complètement? Je mets un point d'interrogation parce qu'il s'agissait d'une personne grasse chez laquelle l'examen était difficile. Ce qu'il y a de certain c'est que cette personne est aujourd'hui très bien portante, que les métrorrhagies qui l'avaient mise à deux doigts de sa perte ont complètement disparu et qu'elle a pu reprendre ses anciennes habitudes de vie mondaine.

Dans les fibromes de petit volume, dans les fibromes au début, et surtout dans les fibromes interstitiels, situés dans l'épaisseur de la paroi postérieure, les bains donnent de très bons résultats; mais ils doivent être maniés avec prudence et surveillés avec soin, si l'on ne veut pas s'exposer à déterminer ou à réveiller les douleurs névralgiformes avec congestion qui les accompagnent très fréquemment.

Dans certains cas, ces petites tumeurs paraissent diminuer rapidement; mais cette diminution est plus apparente que réelle, elle est due à la résorption de la gangue inflammatoire qui entoure le fibrome ou les fibromes proprement dits. Tant que le fibrome conserve sa consistance caractéristique, il ne diminue pas. La diminution est toujours précédée par le ramollissement, souvent accompagné d'augmentation de volume. Dès que ce résultat est obtenu, on peut être certain que la tumeur ne tardera pas à diminuer et cela d'autant plus rapidement que le ramollissement aura été plus marqué.

Enfin, les fibromes diminuent plus rapidement chez les femmes arthritiques, franchement rhumatisantes ou goutteuses que chez les autres.

Je parlerai ailleurs des relations qui existent entre les myofibromes utérins et la diathèse arthritique.

Je n'insiste pas sur les heureux effets de l'action tonique et reconstituante du traitement chez les femmes épuisées par les pertes ou par les douleurs.

ARTICLE III.

Maladies des adultes.

Je n'ai pas à revenir ici sur l'anémie avec atonie générale des tissus et des organes. Quoique plus fréquent chez la femme, cet état n'est pas rare chez l'homme. Il va de soi que le même traitement donne chez l'un comme chez l'autre les mêmes résultats.

Je crois devoir cependant accorder une place à part à cette espèce d'*affaissement physique, moral, intellectuel et sensoriel*, qu'on observe assez souvent chez les hommes d'études, et que je désignerais volontiers sous le nom de *surmenage* intellectuel. J'ai vu, à plusieurs reprises, des cas où cet état était assez prononcé pour faire redouter un ramollissement chronique, rapidement et complètement modifiés par l'usage des bains salés, mitigés au début, et dont j'augmentais progressivement la force, tant qu'ils étaient bien supportés.

Maladies constitutionnelles. — La scrofule chez l'adulte ne présentant rien de particulier au point de vue du traitement chloruré-sodique bromo-ioduré, si ce n'est plus de lenteur dans les résultats, je n'aurais pas à y revenir si je n'avais à parler d'une manifestation grave de cette diathèse, je veux parler des *tubercules du testicule*, et plus généralement des tubercules des organes génitaux chez l'adulte.

Sans doute, le tubercule du testicule n'est pas rare chez l'enfant, mais je n'ai pas encore eu l'occasion d'observer un seul cas de cette affection à Salies; et, comme je me suis imposé de ne donner dans ce travail que les résultats de ma pratique, je me contente de résumer brièvement ceux que j'ai obtenus chez l'adulte, laissant au lecteur de tirer par analogie des conclusions pertinentes des quelques lignes qui suivent.

Toute masse tuberculeuse qui n'est pas encore ramollie et qui a son siège dans l'épididyme, disparaît lentement mais sûrement par résolution.

Toute masse ramollie qui a le même siège, devient le siège d'un travail inflammatoire subaigu; elle disparaît en partie par résolution, en partie par suppuration.

Dans les cas de fistule ou de fistules tuberculeuses, les produits caséeux sont évacués avec plus de rapidité et la fistule se cicatrise, sans qu'il soit nécessaire de recourir à des procédés chirurgicaux.

Les masses tuberculeuses proprement dites sont généralement plus volumineuses qu'elles ne le paraissent; la résorption des produits inflammatoires qui les entourent est le premier résultat du traitement; le testicule devient alors plus mobile et se sépare de la tumeur avec laquelle il était jusqu'alors confondu.

Les nodosités tuberculeuses du cordon sont beaucoup plus tenaces; elles persistent lors même que toute trace de masse tuberculeuse a disparu, et qu'il ne reste que des indurations de l'épididyme.

Les masses tuberculeuses du testicule, proprement dit, de la prostate, évoluént comme les masses tuberculeuses de l'épididyme.

Le diagnostic des indurations chroniques de la tête de l'épididyme et du tubercule du testicule est souvent difficile surtout chez les sujets lymphatiques ou scrofuleux.

Le traitement chloruré-sodique bromo-ioduré rend, dans

ces cas douteux, les mêmes services que l'iodure de potassium dans des cas analogues.

S'agit-il d'un tubercule, la résolution est très nette, lente, progressive ; au contraire les indurations inflammatoires sont plus tenaces ; on observe un certain degré de résolution au début : mais bientôt tout progrès s'arrête et la tumeur conserve sa consistance et ne disparaît que *très lentement.*

Syphilis — J'ai vu peu de syphilitiques à Salies. Deux d'entre eux étaient atteints d'une faiblesse générale extrême et d'une dyspepsie gastrique telle qu'il leur était complètement impossible de supporter tout traitement antisyphilitique ; ils avaient, en outre, des douleurs ostéocopes, et, l'un d'eux, des gommes syphilitiques multiples. Après quelques jours de traitement, l'état général s'est amélioré, l'estomac est devenu plus tolérant, le sirop de Gibert a pu être supporté et la guérison est survenue.

Dans deux autres cas, nécroses syphilitiques, la mobilisation et l'expulsion des séquestres s'est faite plus rapidement que je ne m'y serais attendu. Il est vrai que l'un d'eux était en même temps scrofuleux.

Rhumatisme. — Le rhumatisme, le rhumatisme articulaire aigu a été la première maladie qui ait été traitée aux eaux de Salies. Le début n'était pas heureux. Je ne dis pas que, vers la fin de cette affection, on ne puisse obtenir et qu'on n'obtienne pas de bons résultats. Mais je suis persuadé qu'on peut trouver mieux.

Il n'en est pas de même du rhumatisme chronique, et surtout de la polyarthrite déformante symétrique. Je ne dirai pas qu'on obtient des succès complets ; mais l'amélioration est constante et assez marquée, surtout chez les femmes qui arrivent à la ménopause, pour que je croie devoir indiquer les bains salés et surtout les bains d'eau-mère comme un des meilleurs moyens de traitement.

Dystrophie fibro-lipomateuse symétrique de l'âge de retour. — Je rattacherais volontiers au rhumatisme une affection rare et dont j'ai eu l'occasion d'observer deux cas. Elle est caractérisée par l'apparition et le développement par saccades de tumeurs multiples présentant, lorsqu'elles sont arrivées à la période d'état, tous les caractères du fibro-lipome. Elles ont pour siège, les fosses sus et sous-claviculaires, les membres supérieurs et inférieurs, le tissu cellulaire sous-cutané de l'abdomen de la partie supérieure du dos et des fesses. De temps à autre, sous l'influence de congestions fluxionnaires, elles augmentent rapidement de volume et deviennent douloureuses ; après ces fluxions, qui durent de 3 à 4 jours, le volume diminue mais reste plus considérable qu'avant la crise. Ces tumeurs acquièrent des dimensions considérables qui varient depuis le volume du poing jusqu'à celui d'une tête de fœtus aplatie.

Dans les deux cas que j'ai observés, j'ai obtenu des eaux de Salies d'excellents résultats : non seulement le mal a été arrêté dans sa marche, mais encore les tumeurs ont rapidement diminué. L'une des malades peut être aujourd'hui considérée comme guérie ; chez l'autre, les bras, les avant-bras, les jambes sont à peu près complètement dégagées ; mais il existe encore des fibro-lipomes volumineux dans le tissu cellulaire sous-cutané abdominal et dans la région inguino-fémorale.

Lymphadénomes multiples. — Les tumeurs ganglionnaires multiples indépendantes de la diathèse scrofuleuse se conduisent de façons très diverses sous l'influence du traitement chloruré sodique bromo-ioduré.

Il en est, et c'est le plus grand nombre, qui diminuent progressivement et finissent par disparaître.

Mais il en est d'autres qui sont d'une ténacité désespérante. Elles diminuent pendant le traitement, elles continuent à diminuer pendant les quelques mois qui suivent, mais reprendront après leur accroissement; je crois que dans ces cas, lorsqu'elles ont résisté plus de deux ans, il serait bon de profiter de ce que l'état général s'est amélioré et de ce que les tumeurs sont devenues plus mobiles pour les opérer immédiatement ou peu de temps après la fin d'une saison.

Affections articulaires. — Les reliquats des arthrites traumatiques et rhumatismales sont avantageusement influencés par les eaux de Salies ; l'astringence de l'eau salée appliquée sous forme de compresses, l'action reconstituante et résolutive des bains triomphent assez facilement des raideurs articulaires et de l'hydarthrose avec relâchement des ligaments.

Mais il est une affection qui présente une ténacité remarquable, je veux parler de l'*arthrite atrophique* du genou et aussi de la hanche (voyez coxalgie atrophique).

Cette affection est presque toujours la conséquence d'un traumatisme ; elle ne se déclare quelquefois que longtemps après l'accident. Elle est caractérisée: 1° constamment par une atrophie considérable du triceps, des muscles de la fesse et de la région lombaire du côté correspondant ; 2° par une anesthésie très marquée ou complète de la région du genou et de la partie antérieure de la cuisse ; 3° par un abaissement notable de la température dans les mêmes points ; 4° par l'atrophie du revêtement cellulo-cutané ; 5° enfin par la raideur plus ou moins prononcée de l'articulation.

J'ai eu à traiter à Salies cinq cas d'arthrite atrophique du genou. J'avoue que, dans les deux premiers, les résultats furent peu encourageants. Je n'ai pas revu les malades. J'ai été plus heureux pour les trois derniers ; voyant que les bains seuls étaient peu efficaces, j'ai employé les douches salées sur la partie inférieure de la région dorsale, sur la région lombaire et sur le trajet des nerfs sciatique et crural.

Pour hâter la guérison, j'ai pour habitude de conseiller l'usage de l'électricité.

Affections nerveuses. — J'ai vu à Salies bien des affections nerveuses. Quelle est la station d'eaux où l'on n'en voit pas? J'ai obtenu naturellement des résultats fort divers, mais toujours, sauf une exception chez une hystérique, une amélioration marquée de l'état général.

Paralysies. — *Envoyez à Salies* les paralysies *sine materia*, les paraplégies réflexes par suite des maladies des organes génitaux ou d'abus vénériens; je crois qu'on peut compter sur un succès constant.

On peut encore envoyer à Salies les paralysies dépendantes de lésions du système nerveux central telles qu'hémorrhagie cérébrale ou ramollissement cérébral aigu, mais il faut attendre que tout processus aigu de réparation ait disparu.

Les *lésions spinales*, à marche chronique, sont aussi avantageusement influencéés. J'ai vu, dans deux cas, l'ataxie locomotrice arrêtée dans ses progrès, les douleurs fulgurantes diminuer considérablement et des tremblements convulsifs des membres inférieurs disparaître complètement.

Parlerai-je des névroses, de l'hystérie, des névralgies,

de l'hypochondrie ? Je serai très bref ; si les accidents nerveux sont sous la dépendance de l'anémie, l'influence des eaux de Salies qui sont *toujours bien supportées*, à la condition de doser la force des bains d'après la susceptibilité de la personne malade, est incontestable. Dans le cas contraire, les résultats sont très divers.

Je dois cependant appeler tout spécialement l'attention sur la danse de Saint-Guy.

Envoyez à Salies en toute sécurité et avec complète certitude de succès la *chorée* chronique ou passée à l'état chronique. A quelque date qu'elle remonte, quelle qu'en soit l'intensité, qu'elle soit ou non accompagnée d'une hémiplégie notable, elle sera rapidement améliorée et plus tard guérie.

Contre-indications générales. — N'envoyez pas à Salies .

1° Les individus atteints de maladies organiques du cœur ;

2° Les individus atteints de phthisie tuberculeuse ou d'asthme ;

3° Les individus atteints d'albuminurie chronique avec anasarque ;

4° Les herpétiques avec manifestations cutanées étendues ou fréquentes.

§ 2.

Le traitement consiste en bains, douches générales ou locales, et boissons.

Les bains sont administrés purs ou mitigés par l'addition de quantités variables d'eau douce.

D'autres fois encore, on en modifie la composition qualitative par addition d'eau-mère.

On peut encore prendre de l'eau-mère en boisson à la dose de une à trois cuillerées à café par jour, dans du bouillon de poulet, dans de l'eau ordinaire ou, ce qui, je crois, serait préférable, dans du lait.

L'eau-mère employée à l'intérieur peut rendre de grands services surtout dans les cas de suppuration profonde ou de longue durée, de tumeurs fibreuses volumineuses, d'obésité.

Mais elle est généralement mal supportée par le tube digestif.

Dans le but de parer à cet inconvénient, M. H. Dufourcq, pharmacien à Salies, a eu l'idée de composer des pastilles aux sels d'eau-mère légèrement aromatisées.

Je crois cette préparation appelée à rendre d'utiles services. Ce qu'il y a de certain, c'est qu'elles sont facilement acceptées par les enfants et bien supportées, à la condition de ne pas les prendre après le repas.

TABLE DES MATIÈRES.

Maladies des adultes.

Paris. — Typ. A. PARENT, A. DAVY, succr, rue Monsieur-le-Prince, 14
et rue Madame, 52.

Salies-de-Béarn est une petite ville de 5,200 habitants, située dans l'arrondissement d'Orthez (Basses-Pyrénées), à 7 kilomètres de la gare de Puyoo.

Le transport des voyageurs de Puyoo à Salies est assuré par un double service de voitures : landaus, calèches, omnibus.

On trouve facilement à se loger à Salies et, même dans des conditions très confortables : hôtels, villas, chalets, maisons particulières.

Pour de plus amples renseignements, voir le *Guide de Salies-de-Béarn*, par M. Courtiades ; s'adresser à l'auteur.

Paris. — Imp. A. PARENT, A. DAVY, succes., rue Madame, 52.
Bureaux : 14, rue Monsieur-le-Prince.

70

www.ingramcontent.com/pod-product-compliance
Ingram Content Group UK Ltd.
Pitfield, Milton Keynes, MK11 3LW, UK
UKHW032001260826
14628UKWH00005B/2215

9 782013 086158